LE

TRAITEMENT DES STÉNOSES AIGUES

DU LARYNX

PAR

Le Docteur Guillermo ZORRAQUIN

CHEF DE CLINIQUE DE CHIRURGIE A L'HOSPITAL DE NIÑOS DE BUENOS AIRES

PARIS
VIGOT FRÈRES, ÉDITEURS
23, PLACE DE L'ÉCOLE-DE-MÉDECINE, 23

1914

Prix : 2 francs

LE

TRAITEMENT DES STÉNOSES AIGUES DU LARYNX

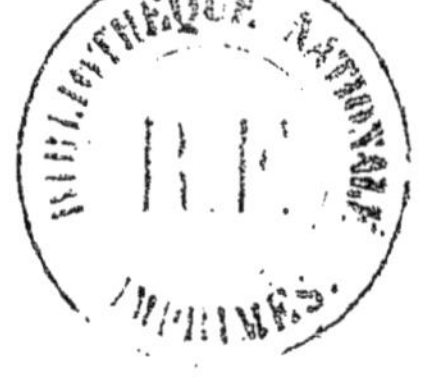

LE

TRAITEMENT DES STÉNOSES AIGUES

DU LARYNX

PAR

Le Docteur Guillermo **ZORRAQUIN**

CHEF DE CLINIQUE DE CHIRURGIE A L'HOSPITAL DE NIÑOS DE BUENOS AIRES

PARIS

VIGOT FRÈRES, ÉDITEURS

23, PLACE DE L'ÉCOLE-DE-MÉDECINE, 23

1914

Dans ce travail je vais parler en général du traitement des sténoses aiguës graves du larynx, de celles que le traitement étiologique ou pathogénique n'atteint pas et qui imposent une intervention chirurgicale immédiate.

Ce travail aura deux chapitres. Je m'occuperai dans le premier, des traitements actuels et des faits bien connus qui ne sont pas tous bien compris. Dans le deuxième, j'exposerai la physiologie pathologique des sténoses du larynx et les déductions qui fixent mon procédé.

LE

TRAITEMENT DES STÉNOSES AIGUES
DU LARYNX

CHAPITRE PREMIER

Il y a deux méthodes chirurgicales pour le traitement des sténoses aiguës du larynx : le tubage et la trachéotomie.

Le Tubage résout sans faire de blessure le problème chirurgical ; il peut s'appeler pour cette raison un procédé supérieur à la trachéotomie. Cependant, je ne l'ai pas vu répondre à la série de circonstances caractérisant les procédés supérieurs de la chirurgie.

Quel doit être le critérium pour guider ce choix entre les deux procédés ? Celui qui donnerait une moindre mortalité. Or, les données de l'expérience et de la statistique ne peuvent pas se rapporter à des conditions équivalentes. Celles cependant qui sont comparables offrent des résultats tout à fait semblables : 30 à 50 % de décès.

Je connais de meilleures statistiques de tubages, des statistiques qui ne donnent que 2 à 7 % de décès, dressées en tenant compte de l'âge et des circonstances de la mort, je recherche dans mes notes une de ces statistiques : c'est une thèse d'un service de diphtérie de Paris, qui pour une année donne en réalité 20 °/₀ de morts. Dans une étude que j'ai faite d'après des thèses de ce même service, résumant la pratique de neuf ans, je vois, au cours de certaines années, plus de décès que la moyenne universelle : plus de 40 °/₀ de morts avec tubage.

Le pronostic des sténoses aiguës du larynx ne dépend pas simplement de l'accident local, il dépend aussi des nouvelles circonstances qu'il crée ou que son traitement établit. Quand, dans une statistique, on sépare des morts tubés, les morts avec trachéotomie secondaire, les broncho-pneumonies, les myocardites, les néphrites, etc., on est en faute envers les vraies circonstances pathogéniques de ces morts.

Je connais aussi des statistiques en apparence mauvaises qui cependant sont très bonnes : Blaumeneau à la Société de Laryngologie de Saint-Pétersbourg en 1909 résumait la pratique de dix années de croup traité par le sérum à l'hôpital du Prince Aldembourg : Tubés 719, morts 45 °/₀ ; trachéotomisés secondairement : 230, morts 72 °/₀. Cette statistique n'est pas seulement satisfaisante, elle est aussi très bonne en connaissant le genre de malades et la gravité des cas qu'ils ont eus à traiter.

Notre expérience en Argentine donne une mortalité de 30 à 40 °/₀ de morts selon les années. Le contraste de ce chiffre avec quelques statistiques étrangères est la raison de l'étude soignée que j'ai faite de quelques-unes d'elles, et de la fermeté de ces considérations.

Aujourd'hui, il y a peu de statistiques de trachéotomisés et tubés comparables. Cependant on pourrait rapprocher quelques-unes sans trancher la question (Bluchdorm, Mun. Med. Woch...).

L'expérience n'ayant pas fixé la méthode que l'on doit suivre, comment guider notre choix ? Il s'agit de parer à un accident : l'asphyxie. Et pour cela il faut assurer la plus grande entrée d'air possible de la manière la plus facile et avec le moins de mal, en compromettant aussi le moins possible les organes dont l'atteinte aggrave le pronostic : poumons et larynx.

Cependant, si le tubage et la trachéotomie sont faciles, les difficultés de ces opérations ne sont pas les mêmes : dans le tubage, elles relèvent du malade et de l'opérateur. Du malade, elles dépendent plus de la situation basse du larynx, de sa mobilité et de son spasme que de la lésion ; de l'opérateur, elles dépendent de son adresse, de son sang-froid et de sa pratique antérieure. Dans la trachéotomie, le succès est presque absolument subordonné au sang-froid et à l'adresse de l'opérateur. Pour un même opérateur, les difficultés sont plus fréquentes dans les tubages que dans les trachéotomies. Il arrive parfois qu'on ne peut réussir le tubage qu'à la deuxième ou troisième tentative. D'autres fois, on a dû renoncer au tubage. Je me souviens de ce que j'ai lu dans les classiques de diphtérie et que j'ai bien compris lorsque je faisais de la pratique un peu large dans cette maladie : « Le tubage n'est pas, comme on l'a affirmé à tort, une opération plus facile que la trachéotomie. »

En général, l'acte opératoire est plus bref dans le tubage que dans la trachéotomie, mais quelquefois, il se prolonge plus que dans la trachéotomie ; il doit résoudre en outre, des circonstances anatomiques qui sont à peu près égales dans les deux opérations une autre circonstance, physiologique. Il doit vaincre les réactions constantes, quoique inégales, du nerf laryngien supérieur.

Le tubage exige presque toujours une opération complémentaire, le débutage. J'ai lu dans une thèse inspirée par M. le Professeur Marfan : « L'extraction avec la pince exige un apprentissage assez long ; seul un praticien expérimenté est à peu près sûr de retirer un tube avec ce procédé. » Je crois que la même remarque convient au détubage manuel.

Je dois dire encore ce que j'ai vu et ce qui m'est survenu à ce propos : j'ai vu quantité de médecins distingués échouer successivement dans les premières tentatives de simple tubage ; je n'ai pas vu dans des conditions équivalentes les mêmes insuccès en faisant des trachéotomies. Moi-même quoique ayant la pratique de tubage, j'ai échoué dans quelques tentatives de détubage instrumental.

Choc opératoire : comme les cas sont dissemblables et comme l'habileté et la chance avec lesquels ils sont traités sont aussi dissemblables, on ne peut pas les comparer. J'ai essayé d'estimer expérimentalement le choc dans des conditions égales pour les deux opérations.

La trachéotomie et le tubage ne peuvent pas être exécutés sur les chiens sans les immobiliser. Pour faire le tubage chez un chien de dix kilogrammes, il faut presque toujours l'attacher sur la table d'opération et, de plus, deux aides sont nécessaires pour maintenir sa gueule ouverte et le fixer solidement ; si l'on n'emploie pas la table d'expérimentation, il faut quatre ou cinq aides et employer des liens. Pour faire une trachéotomie à des chiens de la même force il ne faut que deux aides. Sans tenir compte de l'acte opératoire qui accentue les différences, la fixation et contention est déjà beaucoup plus longue et brutale pour faire un tubage que pour faire une trachéotomie.

Cette observation peut s'appliquer à l'homme : pour faire un tubage il faut fixer le malade (l'enfant) et maintenir sa bouche ouverte ; ceux qui ont fait des tubages savent que la fixation manuelle est toujours mauvaise quand elle n'est pas insuffisante : l'enfant doit être enveloppé dans un drap, ce qui équivaut à un lien et ses mâchoires doivent être maintenues écartées par un ouvre-bouche (nous nous souviendrons encore que dans la fixation antérieure de l'ouvre-bouche, les dents s'arrachent très souvent et qu'il faut bien le fixer en arrière). Ces précautions sont absolument nécessaires parce qu'on va lutter contre l'angoisse et la résistance de l'enfant.

Le tubage dans les circonstances opératoires qui lui précèdent à une certaine analogie avec une extirpation de végétations adénoïdes, la comparaison a été faite et leurs chocs ont été considérés comme égaux. Mais il n'est pas ainsi, parce que au moment chirurgical dans lequel on commence le tubage, quand on soulève avec le doigt l'épiglotte et qu'on repère l'entrée du larynx on reproduit l'asphyxie qui nuit forcément à l'extirpation des végétations ; quand dans cette dernière opération le sang s'écoule dans le larynx, cet accident signale la fin ou oblige à une trêve, tandis que dans le tubage, l'obstruction du larynx est seulement un des temps de l'opération.....

On voit donc que chez l'homme, le choc opératoire, à égales conditions, sans anesthésie, doit être égal, sinon plus grand dans le tubage que dans la trachéotomie. Si l'on rapporte à l'homme ce que nous constatons chez les chiens et si l'on juge par la force musculaire employée la violence du choc, on pourra dire que le choc est beaucoup plus grand dans le tubage que dans la trachéotomie.

Dillon Brown (*Archiv of Pediatric*) écrit : « Je ne connais pas dans la chirurgie d'opération plus brutale et qui amène un choc plus considérable qu'un tubage pratiqué par un opérateur inexpérimenté. » Mais quel est l'opérateur qui connaît d'avance les tubages qui seront difficiles, qui a la certitude de ne pas traumatiser et de ne pas faire saigner le larynx avec le tube ? Qui connaît d'avance quand le spasme laissera libre l'entrée du larynx ? Il est bien vrai qu'en obstruant avec le doigt et le tube l'entrée du larynx et en provoquant l'asphyxie par cette manœuvre, on placera toujours le tube sans effort, mais ce n'est pas toujours facile quand l'angoisse agite le malade.

On constate très souvent que l'état des enfants tubés n'est pas toujours aussi satisfaisant qu'après la trachéotomie : « Ils restent inquiets, font des mouvements de déglutition, s'agitent », (Castex, Barbier), mais on doit reconnaître qu'on a déjà des inconvénients dus à la présence du tube joints aux seules circonstances opératoires que nous considérons.

Le tubage est plus humain, il est souvent bien toléré et transitoire, il est toujours une simple manœuvre chirurgicale, la trachéotomie est toujours une opération, opération qu'on appelle *définitive* parce qu'elle ne se répète pas comme le tubage, parce qu'elle donne une sécurité réelle et constante sur l'accident.

Les deux opérations ont des incidents qui sont sous la dépendance de l'éducation chirurgicale de l'opérateur et ont aussi par leur nature et par les circonstances sociales du malade des indications particulières que je ne veux pas envisager.

Je viens de dire que la trachéotomie est toujours une opération, cependant, il y a des trachéotomies qui sont de simples manœuvres chirurgicales. J'ai employé dans mes expériences sur les chiens, la croyant plus pratique, une trachéotomie à ponction qui m'a été suggérée par le trachéostotome de MM. les Drs Cabrera et Amante. Trousseau a fait l'histoire de cette opération, elle valait bien peu alors, mais, aujourd'hui, il n'en est plus de même, grâce à l'enseignement que nous a apporté la trachéotomie transversale.

J'ai voulu appliquer les indications de la trachéotomie transversale à la trachéotomie à ponction et j'ai fait faire et employé chez les chiens des mandrins tranchants pour canules trachéales, des mandrins ayant à peu près la pointe d'une aiguille ordinaire pour injections ; taillées en biseau aux dépens de la face postérieure de la pointe. L'opération s'est simplifiée beaucoup tout en présentant des difficultés : la fixation de la trachée et le tranchant du mandrin.

Sur les chiens, avec le cou non rasé et avec un mandrin qui ne soit pas très tranchant on a l'instrument trop fixé à la peau pour perforer et s'orienter, parce qu'il pénètre en déchirant et que de plus la trachée très profonde, très élastique et très mobile sous les gros muscles du cou.

La trachéotomie à ponction, que je n'ai employée que sur les chiens, aurait dans son application sur l'homme de meilleures conditions : la trachée plus superficielle, plus fixe et peut-être moins élastique. Elle est une méthode plus simple que les ordinaires et la simplification est la qualité des procédés supérieurs de la chirurgie. Cependant on peut objecter à la trachéotomie à ponction la rénovation difficile de la canule et la petitesse de la blessure de la peau qui peut causer de l'emphysème...

La trachéotomie donne plus d'air que le tubage, c'est une observation que l'on trouve fréquemment.

C'est l'impression que l'on reçoit après avoir vu des tubés et des trachéotomisés. Je ne pourrais pas dire si c'est en raison de la respiration plus libre dans la trachéotomie ou si c'est par suite du moindre diamètre proportionnel de la canule sur le tube, mesures que je n'ai pas prises. Au commencement, les deux opérations remplissent leur but. Mais secondairement dans la trachéotomie on voit l'air sec concréter sur la canule interne du mucus en établissant la nécessité de son changement fréquent; le tubage bénéficie de l'air humide, la lumière du tube se réduit très lentement et insidieusement. Cette réduction de la lumière du tube que très souvent l'on ne soupçonne pas à cause de l'état des malades est fréquente après deux jours.

L'obstruction soudaine de la voie établie n'est pas très rare ; elle est plus fréquente dans le tubage que dans la trachéotomie. Dans les tubages, on est obligé alors d'enlever le tube et souvent de le remettre à nouveau ; quelquefois on doit faire une trachéotomie ; dans les trachéotomies ces obstructions obligent au changement de la canule interne et, si cela n'est pas suffisant on doit recourir à des manœuvres compliquées, que jamais le tubage ne pourrait remplacer.

Dans tous les services de diphtérie on répète toujours la même observation aux internes : « Ne tubez que quand il est nécessaire et après avoir épuisé les moyens habituels. » Pourquoi cet avertissement en face d'un accident grave comme la sténose du larynx?

Parce que si l'on sait quand on met un tube dans un larynx, on ignore quand on pourra l'enlever ; parce que le premier effet d'un tube dans un *larynx malade* est, avec des exceptions, de transformer, en cas de détubage spontané, la dyspnée en asphyxie. La sortie soudaine du tube est pour des larynx malades un accident souvent plus grave que l'accident initial. La permanence de la canule trachéale est assurée par la cravate et par la tolérance très marquée de la muqueuse trachéale.

Il est admis que le tube est bien supporté dans plusieurs maladies : dans le croup sans sécrétion purulente....... Les caractères classiques, séméiologiques de la membrane diphtérique : son détachement facile et non saignant ne caractérisent pas une absence de lésion ; sous la membrane diphtérique il y a toujours lésion épithéliale et lésion des vaisseaux, avec infiltration (Ziegler) et même sous toute prolifération de Bacillus Loeffler, il y a toujours destruction épithéliale (Heubner). On comprend que quand c'est la lésion que produit la sténose, elle doit s'aggraver en suintant du sang comme il arrive fréquemment dans les tubages. Je parlerai plus tard des lésions de décubitus que déterminent le tube et la canule trachéale ; je dois parler ici cependant d'une autre lésion dont je ne sais pas s'il a été fait de description : c'est une lésion des ventricules du larynx qui m'ont amené à croire que le tube crée souvent à ce niveau un espace clos.

D'autres fois, la sténose du larynx est un phénomène réactionnel, spasmodique par lésion proche ou éloignée du larynx. Elle révèle la sensibilité du nerf laryngien supérieur et est un effet de son pouvoir réflexe. Je vais rappeler la sensibilité du nerf laryngien supérieur pour faire comprendre l'excitation que peut produire un corps étranger dans le larynx : une goutte d'eau froide tombée sur sa muqueuse est déjà une excitation forte ; une excitation très légère est suffisante pour provoquer les réactions, même la fumée du tabac chez le fumeur qui l'avale de travers. Le pouvoir réflexe du nerf laryngien supérieur est en jeu dans toutes les sténoses (le tube n'est pas maintenu par les cordes vocales dans les paralysies du larynx) et, s'il n'est pas épuisé par la fatigue du nerf il ne s'éteint que dans l'agonie ; un chien tubé lâche son tube quand l'agonie commence.

L'état des malades après ces deux interventions n'est pas le même : les tubés sont inquiets, gênés et même quand le tube reste sans fil, la déglutition est habituellement mauvaise, la déglutition des liquides est souvent impossible ; ces troubles de déglutition sont la cause d'accidents bien décrits du poumon : broncho-pneumonie par déglutition de *Traube*. Comme l'absorption de liquides est indispensable, cette déglutition défectueuse crée la nécessité de l'alimentation avec la sonde qui est pratiquée dans plusieurs services de diphtérie. Après la trachéotomie le repos est plus constant, la déglutition des liquides normale ; seuls les grands bols alimentaires peuvent provoquer des douleurs.

Il y a d'autres facteurs qui semblent compromettre les poumons au cours de ces traitements : l'aspiration de bacilles, l'air froid et impur, la difficulté d'expectoration.....

Aspiration de bacilles : dans les maladies infectieuses, dans lesquelles on prétend faire de la prophylaxie anti-broncho-pneumonique, on fait de l'hygiène de la bouche. Pour les tubés chez lesquels on doit admettre une lésion septique, initiale, à la gorge et une circonstance aggravante opératoire, chez lesquels l'expectoration est sérieusement modifiée, où l'hygiène de la bouche devrait être plus soignée, elle est inférieure à la normale.

Dans les trachéotomies, l'infection de la blessure n'est pas fréquente. Il ne faudrait pas citer des témoignages. J'en cite cependant : *Ruault*, parce qu'il est un de ceux, qui ont le mieux observé et compris ces interventions. Il établit lui aussi que dans la trachéotomie il y a moins de toux et que l'expectoration est meilleure que dans le tubage. Ruault est bien dans le vrai, il y a de la différence entre les deux expectorations, mais on doit reconnaître que l'expectoration est sérieusement modifiée dans les deux interventions, que la différence n'est qu'une question de degré : l'expectoration est mauvaise dans l'une, pire dans l'autre.

L'air froid peut être une cause agissante dans l'étiologie des broncho-pneumonies des trachéotomisés, non dans les broncho-pneumonies des tubés : l'absence de cette cause dans la même complication chez les tubés diminue sa valeur comme facteur dans la broncho-pneumonie. L'air froid n'est pas non plus exactement, à l'origine des broncho-pneumonies des régions froides. La température de l'air pour les trachéotomisés est modifiable *ab libitum*, et bien qu'aujourd'hui on chauffe beaucoup moins l'air où sont placés les trachéotomisés, ainsi qu'on avait l'habitude de le faire, on peut laisser à cette cause sa valeur discutée dans la pathogénie de cette complication.

Je disais que la prolongation d'un tubage amenait des lésions du larynx qu'on appelait lésions de décubitus. Ces lésions peuvent être prévenues par des trachéotomies secondaires précoces, mais, malgré ce recours, on observe encore quelquefois des séquelles. Dans la trachéotomie, les lésions de décubitus sont plus rares et il faut pour les produire une longue permanence de la canule. On ne peut pas employer la statistique pour établir la fréquence de ces lésions. *Gallati :* sur 31 cas guéris avec tubage énonce six fois le rétrécissement subglottique grave et je me souviens d'un auteur qui, sur 500 cas, ne signale que trois fois cette complication.

Comment les tubés se débarrassent-ils du tube ? Une fois la cause de l'accident atteinte et la sensibilité du nerf laryngien supérieur épuisée, le tube est expulsé ou peut être enlevé. Le spasme n'existe plus, on voit la respiration possible avec les larynx lésés ; on voit les larynx lésés aux caractères de la voix et de la toux, à la déglutition troublée. Au moment du rétablissement de la sensibilité du nerf laryngien supérieur sa tolérance n'est pas souvent suffisante pour la lésion et des nouveaux tubages sont parfois nécessaires.

Si la nature ou les secours médicaux ne délivrent pas le malade du tube, il y a encore un autre moyen de retirer le tube du larynx, c'est la dilatation par des tubes de diamètres croissants. C'est une méthode qui, si elle réussit dans quelques cas, en aggrave le plus grand nombre en provoquant de fréquentes complications.

La trachéotomie secondaire est le seul moyen chirurgical de retirer un tube que l'on ne peut pas enlever. C'est aussi, en même temps, la meilleure démonstration qu'il est plus facile de retirer une canule qu'un tube.

Les décanulations sont guidées toujours d'une manière égale. Joachman précise dans le traité de Krauss l'état actuel de la question. On met sur le malade une canule fenêtrée et on obture son orifice extérieur ; si l'air passe par le larynx on laisse le malade sans canule.....

Quand la situation s'est compliquée, on doit recourir à des interventions équivalentes. M. le Dr Viñas, à la Société Médicale Argentine, a cité ma modeste contribution à son étude personnelle sur ce sujet.

Conclusion. — Le tubage et la trachéotomie ont des qualités réelles, mais ils ont aussi des qualités négatives si grandes que l'on peut bien les considérer comme des graves procédés. Je conformai ma conduite à cette conclusion, quand j'étais interne : un jour de garde à l'hôpital des Enfants-Malades à Buenos-Aires, ayant onze indications de tubage, je ne voulus créer une situation si sérieuse et je ne tubai ou trachéotomisai que six : mon second, le Dr Liceaga, eut à secourir, à d'autres moments, quatre des restants.

CHAPITRE II

Dans la deuxième partie de ce travail, j'étudierai quelle est la gravité d'un tirage, ce que c'est qu'un tirage, quelles modifications font subir au tirage les traitements actuels : tubage et trachéotomie. Comment ceux-ci doivent être corrigés et la modification que j'y apporte. Ensuite je grouperai les circonstances de mort de ces malades pour constater le nouveau pronostic que j'établis.

Tout malade affecté de tirage laryngien intense court le risque d'un accident de gravité immédiate : l'accès d'asphyxie et d'une circonstance grave successive : la congestion des poumons qui met aussi en jeu le cœur ; si la sténose du larynx se produit dans une maladie infectieuse, une autre circonstance est aussi en jeu : c'est l'oxydation affectée.

On doit se souvenir des malades présentant un tirage très réduit et tranquille qu'on a quittés confiants sur le traitement institué et calculant le temps qu'il fallait pour atteindre ses effets, et pour lesquels on a été rappelé parce que leur état était devenu soudainement grave. Le peu d'intensité d'un tirage n'est pas un élément de jugement et on comprend que ces malades soumis à des conditions de dépression de l'air intrapulmonaire comme chez ceux qui ont le mal de la montagne, aient comme ceux-ci, très souvent, après une grande fatigue, une obnubilation sensorielle, et l'on doit craindre de prendre pour de la tranquillité ce qui n'est qu'un épuisement.

Je ne crois pas que cet état ait seulement l'intoxication pour origine ; il y a encore un autre facteur de grande importance dans cette appréciation : c'est une réaction psychique, d'un psychisme inférieur, comme la peur, la crainte ; elle est fréquente même chez le chien. Chez les chiens auxquels on fait une trachéotomie ou du tubage, la surprise est telle qu'ils se livrent, quoiqu'ils soient méchants.

La gravité d'un tirage dépend plus de son intensité que de sa constance ; jamais un tirage n'est plus constant que dans le Stridor Laryngien Congénital qui est si rarement grave ; jamais le tirage n'est plus bref que chez les étranglés et les pendus qui, sans mourir d'asphyxie ont déjà des lésions du poumon et des congestions viscérales.

Dans des expériences où je cherchais la sensibilité de la muqueuse trachéale chez les chiens (Laboratoire de Toxicologie Expérimentale), j'ai provoqué des œdèmes, des infiltrations localisées de la muqueuse trachéale qui tuaient les chiens avec tirage et de grandes lésions du poumon : congestions, œdèmes et des congestions viscérales comme dans l'asystolie aiguë. On comprendra comment cela se produit dans ces cas-là si l'on pense que l'inspiration établit une pression négative dans le thorax qui ne pouvant être rempli par l'air extérieur doit être rempli par le sang du cœur. On comprend alors comment j'ai pu dire au commencement : tout malade affecté du tirage laryngien intense court le risque d'un accident de gravité immédiate : l'accès d'asphyxie et d'une circonstance grave successive : la congestion de ses poumons qui met aussi en jeu le cœur. On pourrait citer encore beaucoup de cas dans lesquels on a, avant la cyanose, un trouble du cœur comme expression d'asphyxie : dans les grands efforts musculaires, dans les maladies du cœur, dans les grandes anémies... J'ai fait sur ce sujet des expériences qui m'ont appris que le tirage et la cyanose sont déjà dans les phénomènes graves de l'asphyxie.

La nécessité de parer précocement à cet accident est alors bien établie, on comprend que celle-ci soit le seul avis rationnel : Glouskine M. M. W. : « après les moyens habituels, quand la sténose persiste, on doit tuber *larga mano*. La broncho-pneumonie est observée plus rarement dès que le tubage est pratiqué. »

J'ai voulu préciser les caractères d'un tirage, et pour cette étude, j'ai provoqué des sténoses du larynx avec de l'acide sulfurique et avec de l'ammo-

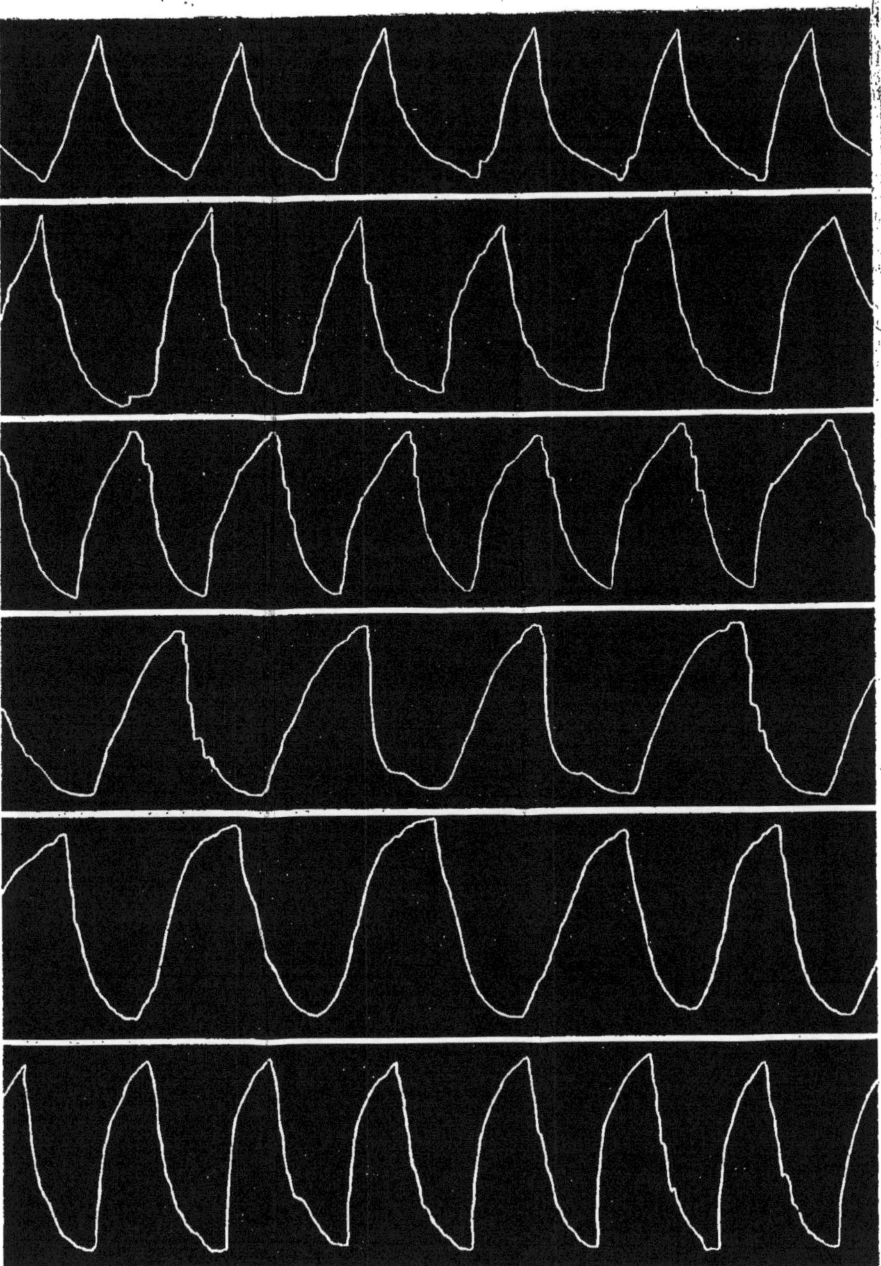

Fig. 1

Pneumogramme. Respiration d'un chien avec sténose du larynx expérimental. Commencement.

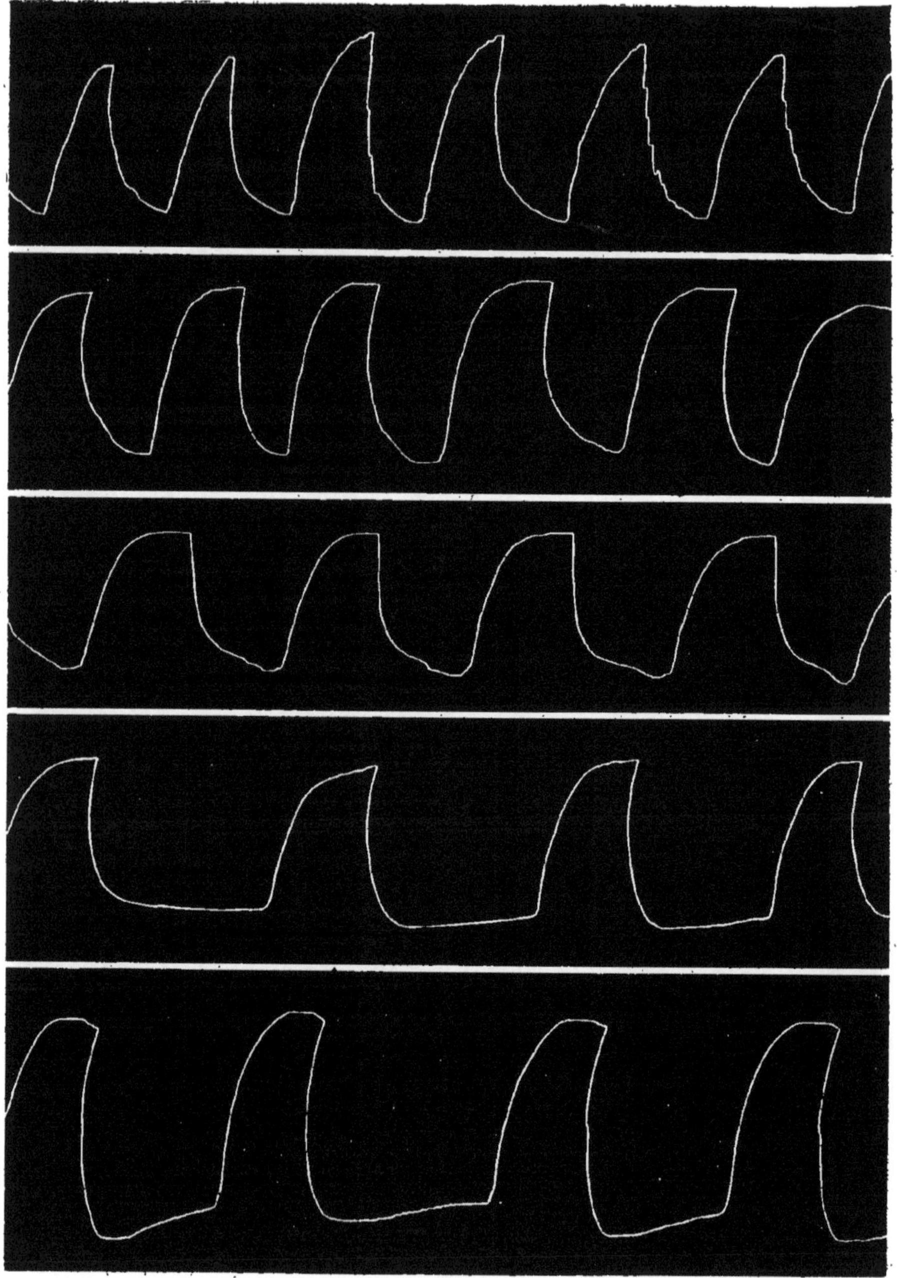

Fig. 2

Pneumogramme de la sténose du larynx provoqué sur le chien de la fig. 1. — Continuation.

niaque. J'ai fait ces observations directement et par la méthode graphique (Laboratoire de l'Hôpital des Enfants-Malades de Buenos-Aires).

J'ai choisi un de ces cas et j'ai fait reproduire les tracés dès que la sténose commence :

J'ai vu que la dyspnée est toujours et seulement inspiratoire ; on voit, dans les tracés graphiques, l'inspiration se prolonger, se faire plus profonde et plus difficile que normalement, tandis que l'expiration se fait plus brève et plus rapide que la normale. Il se produit, après chaque mouvement respiratoire, une pause proportionnelle au travail accompli et ce trouble inspiratoire aboutit progressivement à la mort.

On comprend bien cette différence essentielle entre l'inspiration et l'expiration dans les sténoses, si l'on pense que le thorax ou les poumons peuvent réaliser un vide barométrique très réduit; qu'ils peuvent, par contre, soutenir une pression d'air très grande ; avec laquelle on peut lever de longues colonnes liquides.

Les poumons sont disposés pour travailler à la pression atmosphérique normale et supérieure à la normale. La pression supérieure à la normale est celle qui se produit à l'expiration par le jeu des cordes vocales, celle qu'on a dans l'émission de la voix et dans la toux. Cette plus grande puissance d'expiration est encore démontrée par la grande force thoracique des joueurs d'instruments à vent et celle des vieux souffleurs de verre dans les fabriques de bouteilles. Toutes ces pressions sont intermittentes et habituellement bien tolérées ; elles sont certainement inférieures aux pressions constantes qu'on peut tolérer, celles par exemple qu'ont à supporter les ouvriers des cloches pneumatiques : cinq ou six atmosphères, cinquante ou soixante mètres d'eau !

Dans le larynx normal il y a d'autres facteurs qui contribuent à accentuer cette différence entre l'inspiration et l'expiration. Dans l'expiration c'est la forme en bec de flûte des cordes vocales et la tension excentrique de l'air expiré qui facilitent l'ouverture de la glotte ; ces circonstances sont exactement inverses dans l'inspiration et encore accentuées au cours des sténoses du larynx.

Cette différence est bien montrée par les tracés graphiques : les tracés montrent dans la vitesse de l'expiration quelque chose comme le jeu d'un piston travaillant dans le vide ; si cette image est juste, si les poumons font pompe, on devrait dire, en interprétant cette vitesse expiratoire, qu'ils n'ont rien à rejeter.

Il y a donc ici, en plus du trouble de l'inspiration, un défaut d'emploi des forces expiratoires.

Par l'expérience et par l'induction, on doit penser et on peut penser que l'expiration dans les sténoses aiguës du larynx ne doit pas être modifiée comme doit l'être l'inspiration.

J'ai voulu savoir si c'était la vérité.

Quelles sont les conditions normales de l'inspiration

et de l'expiration ? L'inspiration est un acte plus bref que l'expiration. Dans l'inspiration, la glotte s'ouvre (dilatation musculaire) et la trachée se raccourcit ; dans l'expiration, la glotte se rétrécit (revient sur elle-même) et le larynx s'élève. Avec ces différentes résistances au courant de l'air, on a des différentes qualités et quantités de forces en jeu. L'inspiration est un mouvement musculaire actif et bref, l'expiration est presque seule produite par la tension élastique acquise par les poumons. C'est déjà dans ces circonstances que se produisent dans la ventilation pulmonaire les différences de tension dans l'air intrapulmonaire ; négative pour l'inspiration et positive pour l'expiration. La mesure de ces différences de tension est variable selon les physiologistes qui ont étudié la question. Je ne sais pas si l'on pourrait qualifier de petites ces différences dans la respiration tranquille avec expiration toute passive, toute élastique ; elles sont cependant toujours constantes : négatives pour l'inspiration, positives pour l'expiration et plus grandes encore dans la voix, la toux, tous les efforts.....

Les tracés graphiques de la pression intratrachéale indiquent dans quelle partie des pneumogrammes il faut aller chercher la représentation de la tension positive intrapulmonaire : elle est représentée par la lenteur de la courbe expiratoire : c'est à ce moment que dans les tracés simultanés l'aiguille du manomètre trachéal produit une élévation proportionnelle à cette lenteur.

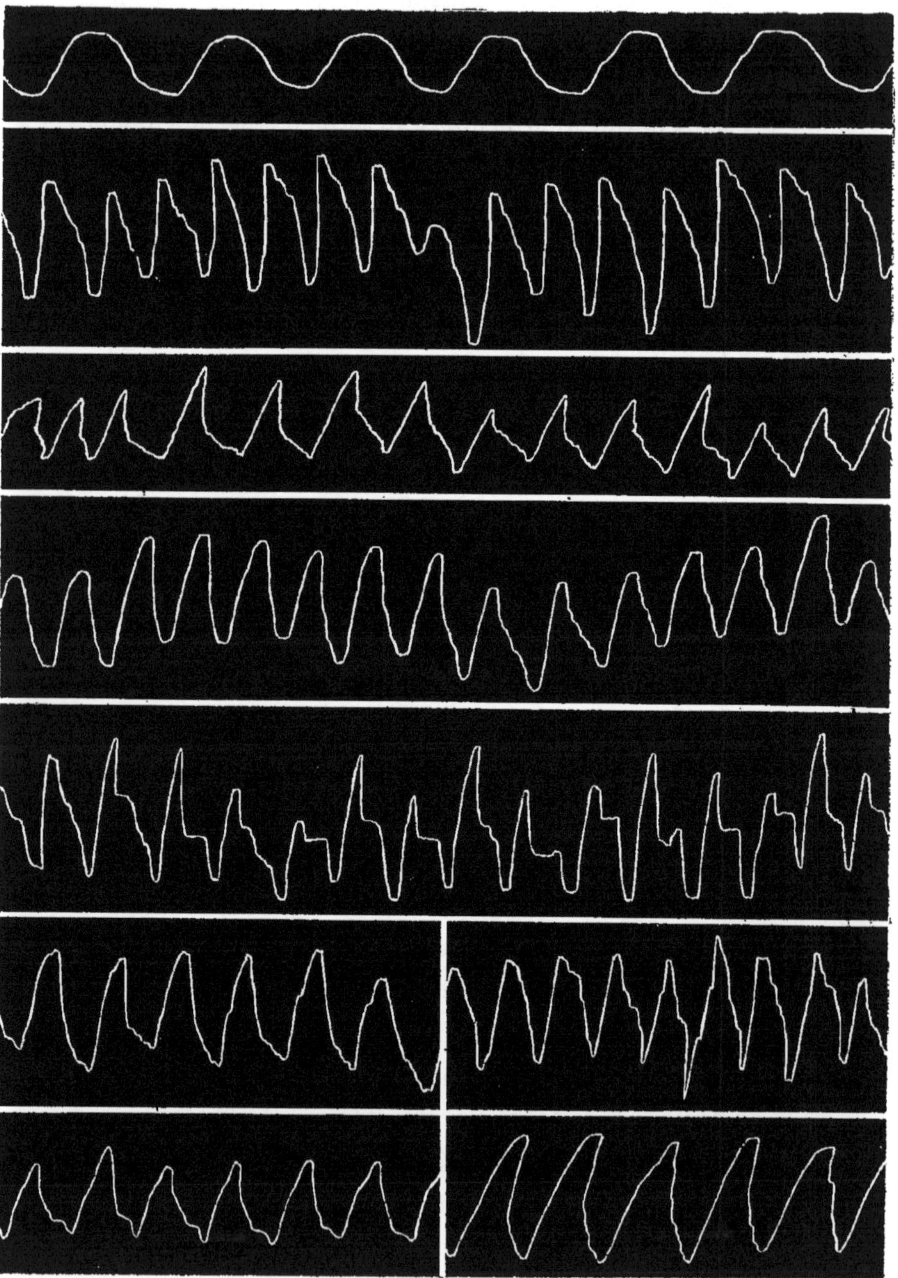

Fig. 3.
Tracé n° 1 : Pneumogramme de respiration normale. Tracés n°s 2, 3, 4, 5, 6, 7, 8, 9 : Pneumogrammes de tubés.

La façon dont les méthodes actuelles : tubage et trachéotomie modifiant la respiration des sténoses, a été étudiée par la méthode graphique. J'ai réuni dans la figure n° 3, au-dessous d'un type normal de respiration, divers types de respirations de tubés.

Chez les tubés, les mouvements respiratoires sont plus fréquents et plus amples que dans la normale, fréquence plus grande ou amplitude plus grande signifiant un plus grand travail musculaire. Dans ces tracés sont représentées des inspirations grandes et rapides et des expirations très peu prolongées, avec absence de repos expiratoire.

Je disais que, dans les tracés graphiques du thorax, la tension positive de l'air expiratoire était représentée par la lenteur de la courbe expiratoire parce que c'était à ce moment que le manomètre trachéal produisait son indication positive. Or, si l'amplitude de ces tracés graphiques de tubés signifie la force musculaire employée et si la brièveté de la courbe expiratoire traduit la réduction de la tension positive de l'air intrapulmonaire, la réduction du pouvoir de diffusion de l'air nouveau et de l'oxygène résiduel, nous avons, dans les mouvements respiratoires des tubés, avec un travail musculaire supérieur au travail normal, une oxydation inférieure à la normale.

J'ai placé dans la planche n° 3, comme dernier tracé (le n° 9) celui d'un enfant tubé qui respirait tranquillement sans tirage et sans cyanose ; cependant dans ce tracé la lenteur de la ligne inspiratoire et la vitesse de l'expiration indiquent qu'il n'y a pas assez d'entrée d'air, que la lumière du tube n'est pas suffisante.....

Mais ce n'est pas seulement la forme et la quantité de respiration que l'on trouve altérées dans les tubés, c'est aussi le nombre des pulsations et la tension artérielle; le nombre des pulsations est toujours supérieur à la normale et la tension artérielle inférieure à la normale. La respiration, par sa connexion avec la circulation et par le travail qu'elle fait, est étroitement liée au cœur. On peut alors se représenter la façon dont peut être affectée dans ces circonstances la circulation pulmonaire et générale.

La respiration des trachéotomisés est plus troublée, les caractères de ces respirations sont accentués, ceux des tubés. Je choisis dans mes tracés ceux d'un garçon qui est trachéotomisé il y a déjà un an.

Ce garçon ne peut pas monter les escaliers sans se fatiguer, je lui impose du repos avant l'observation, pour faire des tracés graphiques. Ce sont ceux de la figure 4. J'ai placé au-dessus de ces tracés un autre tracé de respiration normale.

On voit encore dans ces tracés une respiration sans glotte que l'accoutumance n'a pas encore établie.

Les graphiques, les pneumogrammes des tubés et des trachéotomisés montrent l'infériorité des deux méthodes. Ils montrent cependant des différences : dans la trachéotomie, l'entrée de l'air est plus facile ; chez les tubés, l'entrée de l'air n'est pas souvent suffisante, mais les deux méthodes suppriment l'importante action régulatrice de la glotte.

Quand on constate chez les trachéotomisés et les tubés un trouble de mécanique respiratoire qui doit

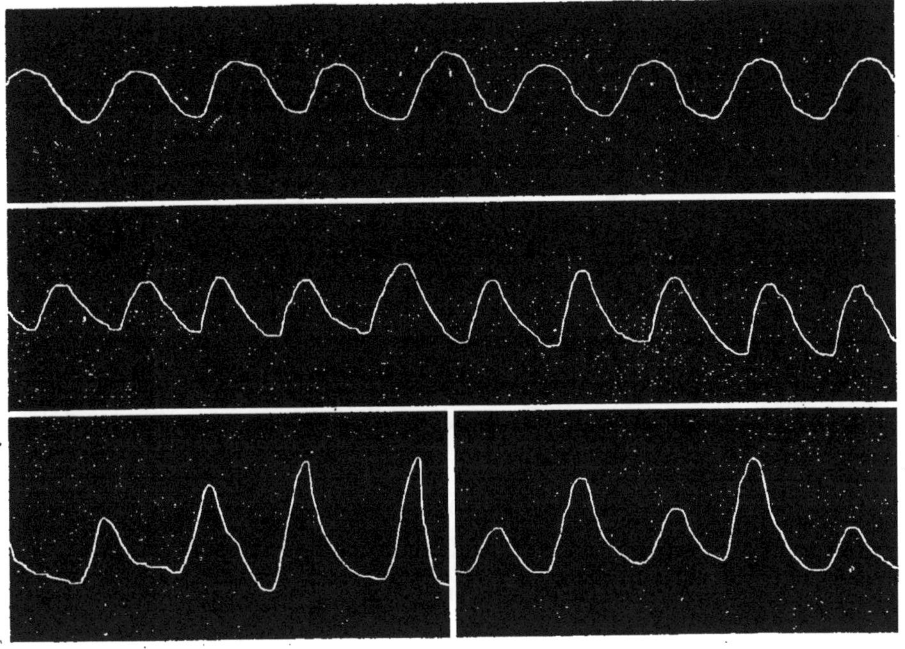

Fig. 4.

Ligne 1. — Pneumogramme normal.

Lignes 2, 3 et 4. — Pneumogrammes d'un garçon qui est trachéotomisé depuis un an.

se rapporter à une diminution de tension de l'air intrapulmonaire, au moindre pouvoir de diffusion de l'air résiduel, de l'oxygène résiduel, alvéolaire ; ne doit-on pas rapporter à cette circonstance la lésion anatomique habituelle de la broncho-pneumonie : Colapsus pulmonaire, Atoelectasie de Goërg, Etat Fœtal de Legendre et Baylli ? Je dois dire cependant qu'on a lutté contre cette lésion, dans le traitement de la broncho-pneumonie par de l'air sur tension.

Tels sont les facteurs et les déductions du problème que je me proposais de résoudre : *Rétablir dans les sténoses du larynx les conditions normales de respiration ; rétablir, en même temps que l'inspiration facile, une tension d'air positive expiratoire en sauvegardant le cœur et les poumons ; conserver cette tension positive expiratoire et la faire graduable ; conserver l'expectoration, la toux et la voix ; isoler la lésion initiale, ne pas l'aggraver et essayer de faire de la gymnastique au larynx rétréci.* Tels étaient les facteurs du problème que je crois avoir résolu par la création de la trachéotomie à valvule trachéale.

La valvule trachéale est une soupape qu'on adapte à des canules fenêtrées, modèle de Broca. Elle consiste en une lamelle de mica soutenue en face de l'orifice d'une petite boîte métallique adaptable à ces canules fenêtrées. La lamelle de mica se sépare de l'orifice à l'inspiration et le ferme à l'expiration.

J'ai improvisé les premiers modèles en carton et en gélatine durcis. MM. les fabricants argentins Lütz et Schülz m'ont fait après jusqu'à huit modèles. A Paris, M. Collin a bien voulu en construire un autre. La figure n° 5 montre des modèles adaptés et démontés.

Le jeu de la soupape est de s'ouvrir à l'inspiration et de se fermer à l'expiration ; de permettre l'inspiration par la canule trachéale et d'obliger à l'expiration par le larynx malade.

La lamelle de mica doit être bien soutenue en face de l'orifice extérieur, son détachement ou sa chute provoqueraient des obstructions.

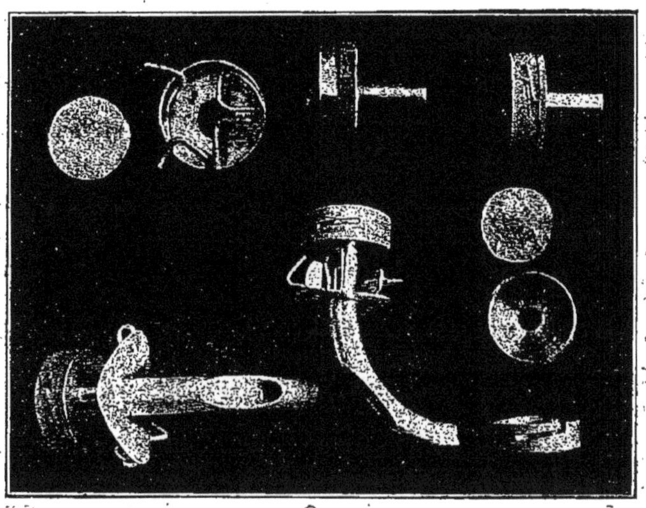

Fig. 5.

La boîte métallique doit avoir une fermeture facile et sûre. J'ai suivi les indications de M. le Dr Finochietto faisant cette fermeture en baïonnette.

La figure n° 6 est la photographie des graphiques d'un des chiens des expériences avec la trachéotomie à valvule trachéale.

La première ligne reproduit des tracés normaux avant la fixation et quand l'animal est déjà fixé ; la deuxième ligne montre la respiration du même chien avec la trachéotomie ordinaire, la troisième ligne montre la même respiration modifiée par la trachéotomie à valvule trachéale.

Dans la comparaison de ces trois tracés, on voit les

respirations moins fréquentes dans la trachéotomie à valvule que dans la trachéotomie ordinaire ; les mouvements respiratoires sont plus efficaces parce qu'ils sont moindres dans des temps égaux ; ils exigent un moindre effort musculaire parce que leur

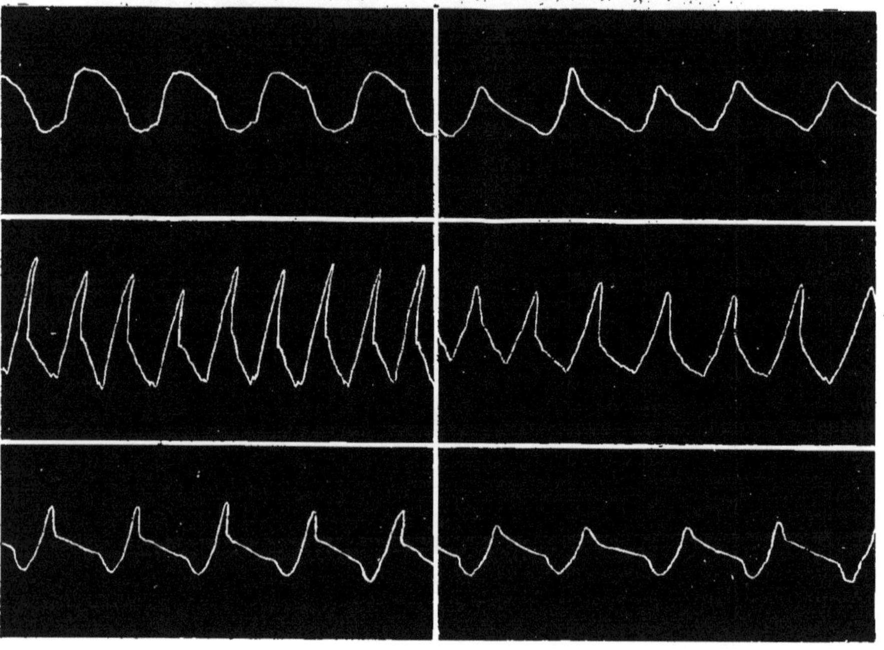

Fig. 6

amplitude inspiratoire est moindre. Dans la trachéotomie à valvule, la tension positive expiratoire est bien représentée, la courbe expiratoire est bien marquée.

Cette observation montrait un fonctionnement des poumons supérieurs dans la trachéotomie à valvule que dans la trachéotomie ordinaire ; une utilisation supérieure de l'air atmosphérique, une oxydation supérieure du sang intrapulmonaire en proportion au travail accompli, en fréquence et en intensité. Voulant voir si cela était exact, j'ai fait des expériences.

J'ai enfermé dans une grande boîte en verre, où la pression atmosphérique était assurée, constante, trois chiens : un tubé, un autre trachéotomisé avec la canule ordinaire, le troisième trachéotomisé aussi, mais avec la canule fenêtrée et valvule trachéale.

L'expérience s'est développée comme on le voit sur le tableau suivant :

Ce tableau montre deux parties différentes l'une de l'autre. La première, c'est une difficulté croissante dans de la respiration, inégale pour les trois chiens ; ensuite, quand les circonstances varient, il montre sur les trois chiens des sensibilités exactement inverses de celles montrées dans les circonstances premières.

J'ai pensé, d'après les circonstances de la mort du chien avec la trachéotomie à valvule, ainsi que par son autopsie et par les réactions convulsives des autres chiens que la mort du chien avec la trachéotomie à valvule était due à une intoxication par l'acide carbonique ou autre équivalent, et qu'elle n'était pas due à l'absence d'oxygène, etc.

Mais avant d'admettre cette interprétation, j'ai voulu vérifier ces déductions.

J'ai voulu éliminer la première partie du tableau antérieur pour vérifier directement la deuxième. J'ai mis d'autres chiens, l'un tubé, l'autre avec la trachéotomie ordinaire, le troisième avec la trachéotomie à valvule dans la même boîte en verre qui, tout en étant en équilibre avec la pression atmosphé-

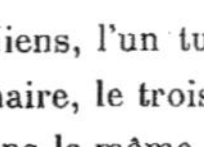

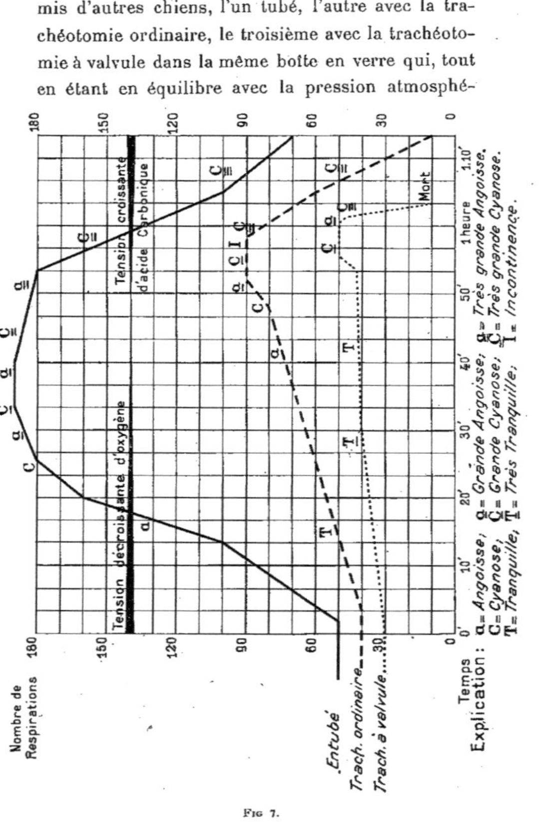

Fig 7.

rique, va contenir à présent une tension rapidement croissante d'acide carbonique au moyen d'une communication qu'on établira avec un tube d'acier plein de ce gaz comprimé.

Dans ces conditions, le premier qui souffre est le chien qui supporte la trachéotomie à valvule, quelques moments après commencent à souffrir le tubé et le trachéotomisé ordinaire. On voit s'accentuer l'angoisse du premier et sa cyanose, suivi de près par le tubé et un peu plus tard que le trachéotomisé ordinaire. Le chien qui a la trachéotomie à valvule tombe le premier ; sa respiration est intermittente, sa cyanose est grande, il faut bien l'observer pour surprendre ses mouvements respiratoires qui sont rares et brefs, un moment après, le tubé tombe dans un état semblable ; le chien qui a la trachéotomie ordinaire se soutient encore assis sur ses pattes de derrière, il respire avec une certaine difficulté, sa langue est cyanosée. On ouvre la boîte ; le chien qui a la trachéotomie à valvule est mort ; après des réactions convulsives, les deux autres quittent la boîte.

Toute cette expérience prouve :

1° Que le chien avec la trachéotomie à valvule a une capacité plus grande d'absorption d'oxygène en tension décroissante qu'un chien tubé et qu'un chien avec la trachéotomie ordinaire ;

2° Que le chien avec la trachéotomie à valvule a une plus grande capacité d'absorption d'un gaz toxique en tension croissante qu'un chien tubé et qu'un chien avec la trachéotomie ordinaire ;

3° Que le chien avec une trachéotomie à valvule a une respiration en meilleures conditions physiologiques que celle des tubés et trachéotomisés ordinaires.

Il y a d'autres facteurs à étudier, des facteurs que j'ai déjà indiqués et d'autres que je n'ai pas encore mentionnés, par exemple : Lorsqu'on pose une canule trachéale, il se forme de par sa persistance et ses traumatismes, des granulations charnues dans les espaces laissés libres; quand on laisse quelque temps une canule trachéale fenêtrée, on voit se former, dans les endroits sans appui, une granulation charnue ou un bourrelet œdémateux qui rendent le changement de la canule difficile ou font saigner au cours de l'opération. Je dois penser que si à des surfaces normalement comprimées par la tension positive expiratoire et à certains moments fortement comprimées par l'air expiré dans la voix et la toux, on enlève leur habituelle compression, on crée des conditions qui rendront facile la production d'œdèmes et permettront au tissu de granulation de se former. Je crois trouver là l'explication des difficultés qu'on a dans le traitement des œdèmes sous glottiques.

Tel est l'état de ce travail, la valeur de quelques facteurs n'est pas bien déterminée. Pour estimer un facteur dans un de ces problèmes, on doit l'isoler et cela n'est pas toujours possible. Habituellement il faut l'estimer dans des équations successives et différentes et j'en ai fait quelques-unes seulement, que j'envisage comme les plus importantes. Je vais cependant tirer des conclusions de ce travail ; son étude sommaire révèle un progrès réel dans le traitement d'un accident grave et qui n'est pas rare : progrès que la clinique a confirmé dans la demi-douzaine des cas traités jusqu'aujourd'hui.

Je grouperai dans une forme schématique les facteurs de pronostic de ces situations et en face d'eux, dans des colonnes séparées, les circonstances qui ont fait naître les traitements actuels et, dans une autre colonne, la situation nouvelle que crée la trachéotomie à valvule trachéale.

Dans cet ensemble je mentionnerai suivant l'usage la *valeur opératoire* des deux interventions, mais sans me prononcer sur leur valeur respective ; ceci a été déjà fait souvent et d'une façon inégale par divers auteurs, parce que leur éducation est différente et l'estimation des circonstances individuelles n'est pas la même. Je ne reviendrai pas sur cette discussion : l'acte opératoire technique a bien peu d'importance dans le pronostic.

Je mentionnerai ensuite à côté des circonstances par lesquelles on meurt dans ces sténoses, broncho-pneumonies, états du larynx, du cœur ou des reins, infections ou intoxications, les circonstances agissantes dans chaque traitement en les marquant avec le signe positif (+) si elles assombrissent le pronostic ; avec le signe (?) si elles ne sont pas définies ; avec le signe zéro (0) si elles ne peuvent pas être soupçonnées.

Bilan des éléments des pronostics dans :

	Le tubage	La trachéotomie ordinaire	La trachéotomie avec valvule
Circonstances opératoires			
Difficulté	»	»	»
Durée	»	»	»
Répétition	»	»	»
Valeur	Manœuvre chirugicale	Blessure de la trachée	Blessure de la trachée
Choc	»	»	»
Incidences	»	»	»
Bronchopneumonie			
Circonst. prédispos. — Maladies antér. du poumon ou tares...	»	»	»
Circonstances déterminantes. — Troubles de la déglutition ou broncho-pneum. de Traube.	+	0	0
Air impur	0	?	?
Air froid	0	?	?
Expiration sans tension :			
Anatomie pathologique. — Colapsus pulmon. athélectasie, état fœtal « Goerg », « Legendre », « Baylli »	+	+	0
Clinique. — Tracés graphiques qui montrent tension expiratoire réduite	+	+	0
Expérimentale. — Oxydat. infér.	+	+	0
Expiration sur tension :	»	»	Volont. var. prophyl. tolér. « Drâger ».
L'air insuffisant	?	»	»
Expect. atteinte (râle trachéal).	+	+	0
Circonstances efficientes. — Contagion	»	»	»
Aspiration des bacillus	?	?	?
Larynx			
Excitation du nerf L. S.	+	0	»
Situation anormale du larynx..	+	+	Il y a de la voix et de la toux (gymn. du larynx).
Conséquences éloignées. — Traumatismes et lésions par persistance des tubes et canules.	+	+	Sans persist. de canule ?
Modification de la voix et sensibilité acquise du larynx, etc.	+	»	»
Infect. générale. Intoxicat.			
Oxydation inférieure	+	+	Meilleure
Cœur. Reins			
Diminut. de tension artérielle.	+	+	Normale
Résultats. — Pronostics	Réservé	Réservé	De la blessure de la trachée

Je vais citer simplement la première observation de ma méthode où elle a été éprouvée. Service de Chirurgie de l'Hôpital des Enfants-Malades, Buenos-Aires. Il s'agissait d'un enfant de quatre ans qui présentait une sténose du larynx qui avait deux mois et qui s'accentuait tous les jours. Il n'y avait sur ce malade que des données radiographiques d'ombre médiastinale haut placée, sans autre observation de valeur positive.

On mit sur ce malade, pour préciser le diagnostic, un tube qui supprima la sténose. On fit immédiatement après des tentatives pour enlever le tube. Le malade asphyxiait sans tube. Le lendemain et avec l'assistance de M. le Dr Rivarola, je pratiquai sur ce malade en même temps qu'une trachéotomie basse une thymectomie partielle parce que je trouvais le thymus augmenté de volume. Vingt-cinq jours après le malade conservait encore sa canule trachéale ordinaire malgré des tentatives de décanulation. J'essayai alors pour la première fois ma valvule trachéale sur l'homme. Je mis sur ce malade avec une canule fenêtrée la valvule trachéale. Au commencement, l'expiration par le larynx était très difficile. Le larynx était absolument serré. Je dus faire pendant les deux premiers jours de longs intervalles ; le troisième jour, elle ne fatigua pas, on fit cependant des interruptions ; les quatrième et cinquième jours, l'enfant garda continuellement la valvule trachéale. Je pus enlever le sixième jour la canule sans phénomènes laryngiens apparents.

Cinq jours après la décanulation, la sténose reprend avec une rougeole, l'accident se passe en deux jours de trachéotomie à valvule trachéale. Quatre jours après la deuxième décanulation, je crus l'observation finie et le malade guéri. L'enfant, le lendemain (cinquième jour de la deuxième décanulation) présentait des troubles pulmonaires et fit une broncho-pneunomie qui l'emporta au huitième jour de sa deuxième décanulation. L'autopsie montra : Broncho-pneumonie, miocardite, néphrite, dégénérescence du foie, gros thymus, *larynx sain.*

Quoique ce cas se termina par la mort, il fut suffisant pour montrer que la situation redoutable des tubés et trachéotomisés est due à une faute de compréhension de leur maladie.

Cet article a été écrit sur le *Kœnig Wilhelm II* avec des fiches dispersées que j'ai recueillies sur ma table de travail. C'est une communication qui devait paraître à la *Revue du Centre d'étudiants de Médecine* à Buenos-Aires. Je le traduis en français, en supprimant, pour être plus bref, des considérations de statistiques, des longues déductions, des expériences et des observations cliniques.

Ce travail a été fait avec l'assistance de MM. Murray, Orsi et Urquiza.

MAYENNE, IMPRIMERIE CHARLES COLIN

www.ingramcontent.com/pod-product-compliance
Ingram Content Group UK Ltd.
Pitfield, Milton Keynes, MK11 3LW, UK
UKHW020442230726
13925UKWH00004B/1780